Zervikal Krebs

Alles was du wissen musst

Dr. Sheila Harrison

Haftungsausschluss

Dieser Inhalt dient der allgemeinen Information über die Erkrankung und soll Sie in die Lage versetzen, bei Bedarf umgehend ärztliche Hilfe in Anspruch zu nehmen, um Komplikationen vorzubeugen. Es muss unbedingt betont werden, dass diese Informationen keinen Ersatz für die Konsultation eines qualifizierten Arztes darstellen. Der Bereich der medizinischen Wissenschaft entwickelt sich ständig weiter und aufgrund der Dynamik des medizinischen Wissens empfehlen wir, den Rat eines Experten einzuholen, wenn Sie auf Unstimmigkeiten stoßen oder beabsichtigen, auf der Grundlage der in diesem Inhalt enthaltenen Informationen Maßnahmen zu ergreifen. Missachten Sie niemals die professionelle medizinische Beratung und verzögern Sie die Behandlung niemals auf der Grundlage von Informationen, die Sie online, einschließlich dieses Materials, oder aus einer anderen Online-Quelle gelesen haben. Denken Sie immer daran, dass das Internet Sie nicht heilen kann; Heilung kommt vielmehr durch die Führung medizinischer Fachkräfte und die Vorsehung Gottes zustande.

BEACHTEN: *Die Entscheidung des Lesers wird als fällig empfohlen zur Natur eines Teils des Bildes, Inhalt des Buches. Danke schön.*

Inhaltsverzeichnis

Einführung

Gebärmutterhalskrebs ist weltweit die dritthäufigste bösartige Erkrankung bei Frauen. Die Inzidenz von invasivem Gebärmutterhalskrebs ist in den letzten Jahrzehnten in den Vereinigten Staaten stetig zurückgegangen; in vielen Entwicklungsländern bleibt sie jedoch auf einem hohen Niveau. Die Veränderung des epidemiologischen Trends in den Vereinigten Staaten wird auf Massen Screenings mit Papanicolaou-Tests (PAP) zurückgeführt, die die Erkennung und Behandlung präinvasiver Erkrankungen ermöglichen.

Die Erkenntnis der ätiologischen Rolle der Infektion mit dem humanen Papillomavirus (HPV) bei Gebärmutterhalskrebs hat zu der Empfehlung geführt, HPV-Tests zum Screening-Programm bei Frauen im Alter von 30 bis 65 Jahren hinzuzufügen (siehe Aufarbeitung). Frauen mit Symptomen, abnormalen Screening-Testergebnissen oder einer groben Läsion des Gebärmutterhalses lassen sich jedoch am besten mittels Kolposkopie und Biopsie untersuchen.

Abschnitt 1

Der Gebärmutterhals

Der Gebärmutterhals ist der untere Teil oder Hals der Gebärmutter [das Organ im Bauch einer Frau, in dem sich ein Baby entwickelt, wenn sie schwanger ist], der die Gebärmutter mit der Vagina verbindet [der Durchgang, der vom Gebärmutterhals zur Außenseite des Körpers führt]. Die Krebsentwicklung in den Zellen, die den Gebärmutterhals auskleiden (die Auskleidung des unteren Teils der Gebärmutter, die in die Vagina mündet), bezieht sich auf Gebärmutterhalskrebs, einer der häufigsten Krebsarten bei Frauen weltweit.

Die Entwicklung von Gebärmutterhalskrebs kann durch eine Infektion mit dem humanen Papillomavirus (HPV) erfolgen [ein Virus, das durch sexuellen Kontakt oder sogar durch normalen Kontakt übertragen wird und Veränderungen in den Zellen des Gebärmutterhalses verursachen kann]. Die Übertragung erfolgt durch sexuellen Kontakt und verursacht bei einer Infektion Mutationen in den Zellen des Gebärmutterhalses. Obwohl Krebs in der gebärfähigen Altersgruppe bei Frauen sehr häufig vorkommt, kann die Entstehung von Krebs leicht verhindert werden, wenn eine Impfung und eine Früherkennung der Krankheit durchgeführt werden. In diesem Artikel besprechen wir Symptome, Ursachen, Risikofaktoren und andere Aspekte von Gebärmutterhalskrebs.

Sektion 2

Arten von Gebärmutterhalskrebs

Gebärmutterhalskrebs kann je nach Art der betroffenen Gebärmutterhalszellen in drei Typen eingeteilt werden:

- **Plattenepithelkarzinom:**Diese Krebsart entsteht in den flachen Zellen des Gebärmutterhalses.
- **Adenokarzinom:**Diese Krebsart entsteht in den Schleim produzierenden Zellen des Gebärmutterhalses.
- **Gemischtes Karzinom:**In einigen Fällen können beide Zelltypen an der Krebsentstehung beteiligt sein.

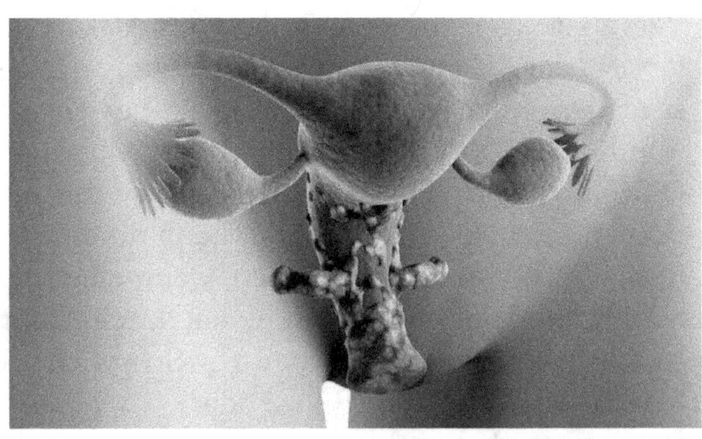

Sektion 3

Symptome von Gebärmutterhalskrebs

Gebärmutterhalskrebs entsteht im Gebärmutterhals, dem untersten Teil der Gebärmutter, der mit der Vagina verbunden ist. Diese Krebsart wird hauptsächlich durch bestimmte Stämme des humanen Papillomavirus (HPV) ausgelöst, bei dem es sich um eine sexuell übertragbare Infektion handelt. HPV kann in die schützende Umgebung der Vagina eindringen und zu einer Infektion führen. Da Gebärmutterhalskrebs mit einer sexuell übertragbaren Infektion verbunden ist, ist es wichtig, einer guten Damenhygiene Vorrang zu geben. Aber was beinhaltet das? Die Vaginalhygiene hängt weitgehend von Ihrem Alter ab. Der Schlüssel liegt darin, ein gesundes Vaginalmilieu aufrechtzuerhalten, indem der richtige Säuregehalt aufrechterhalten wird und sichergestellt wird, dass Ihr Vaginalausfluss konstant bleibt und keine ungewöhnlichen Gerüche aufweist.

Die Vagina hat von Natur aus ein saures Milieu, typischerweise mit einem pH-Wert im Bereich von 3,8 bis 4,5. Dieser Säuregehalt hilft, Bakterien- und Pilzinfektionen vorzubeugen. Darüber hinaus scheidet die Vagina regelmäßig abgestorbene Gebärmutterhals- und Vaginalzellen aus dem Körper aus. Wenn Sie jedoch einen ungewöhnlichen Ausfluss bemerken oder eine Veränderung des Vaginalgeruchs bemerken, ist es wichtig, einen Arzt aufzusuchen.

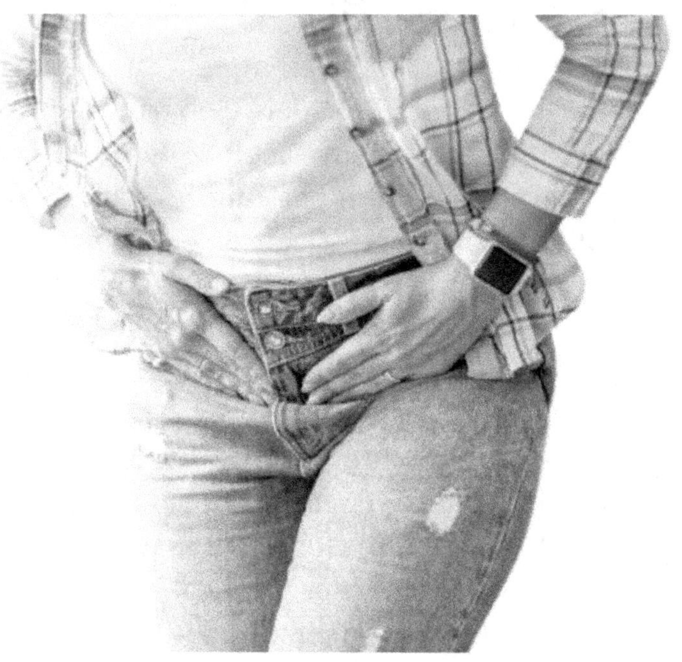

Manchmal können Anzeichen von Gebärmutterhalskrebs auftreten, wenn eine gesunde Vaginalroutine nicht eingehalten wird.

- Blutungen nach Sex, einer gynäkologischen Untersuchung oder Spülungen.
- Eine ungesunde Ernährung.
- Blutungen nach Ihrer Periode.
- Sehr starke Perioden.

- Mehr vaginaler Ausfluss oder ein anderer Geruch.
- Blutungen nach der Menopause (wenn Ihre Periode ausbleibt).
- Schmerzen im Becken oder unteren Rücken.
- Schmerzen beim Sex.
- Weißer Ausfluss.
- Viel übelriechender Vaginalausfluss.
- Schmerzen im Unterbauch.

Wenn bei Ihnen diese Symptome auftreten und Sie sich bezüglich Ihrer Damenhygiene nicht sicher sind, konsultieren Sie am besten einen Gynäkologen. Gebärmutterhalskrebs kann behandelt werden, wenn er frühzeitig erkannt wird. Zögern Sie nicht, dem Arzt Ihre Symptome zu schildern, auch wenn diese nicht schwerwiegend erscheinen.

Sektion 4

Ursachen und Risikofaktoren

Gebärmutterhalskrebs wird hauptsächlich durch eine Infektion mit dem Humanen Papillomavirus (HPV) verursacht, die zu Mutationen in Gebärmutterhalszellen führt, die möglicherweise zu Krebs führen können. Es ist wichtig zu beachten, dass nicht jeder mit HPV infizierte Mensch an Krebs erkrankt. In etwa 95 % der Fälle kann HPV Genitalwarzen verursachen, die sich normalerweise von selbst zurückbilden. In den restlichen 5 % der Fälle kann es jedoch zu Zellveränderungen und der Entstehung von Krebs kommen.

Mehrere Faktoren erhöhen das Risiko einer HPV-Infektion:

- Sich an sexuellen Aktivitäten mit mehreren Partnern beteiligen.

- Früher sexueller Kontakt vor dem 16. Lebensjahr.

- Einnahme der Antibabypille über einen längeren Zeitraum, typischerweise mehr als 5 Jahre.

- Ein geschwächtes Immunsystem haben.

- Eine Geschichte des Rauchens.

- Mehrlingsschwangerschaften oder Frühschwangerschaften.

- Beim Geschlechtsverkehr keine Kondome verwenden.

- Eine Familiengeschichte von Gebärmutterhalskrebs.

Diese Faktoren können das Risiko einer HPV-Infektion und damit von Gebärmutterhalskrebs erhöhen.

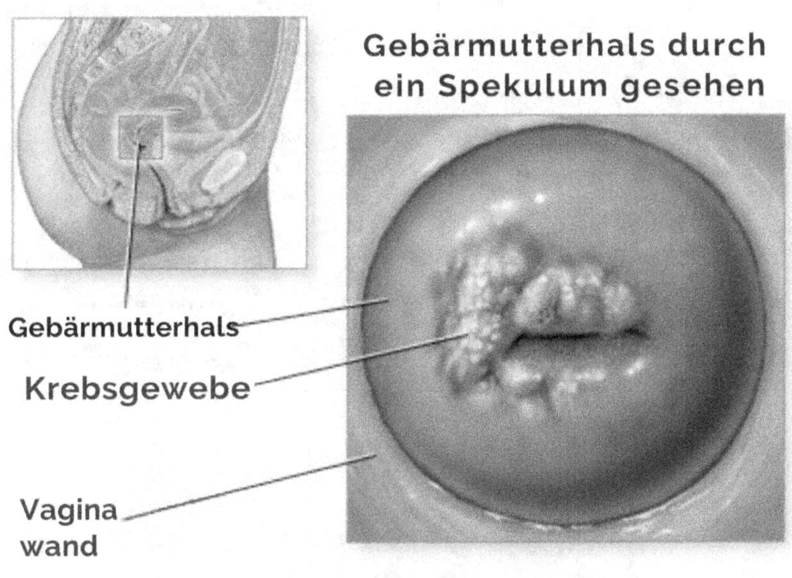

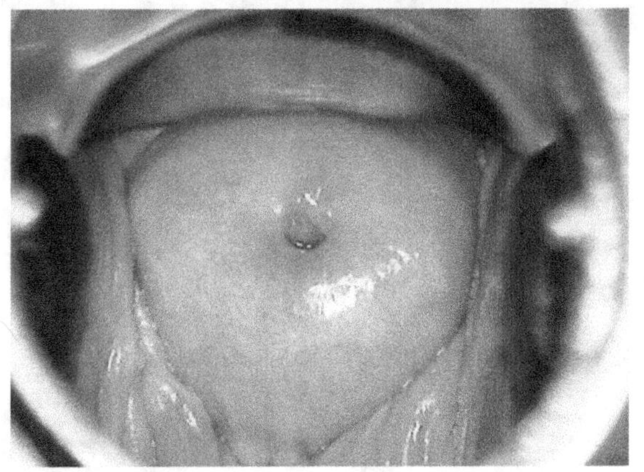

Abschnitt 5

Diagnose von Gebärmutterhalskrebs

Vor der Diagnose von Gebärmutterhalskrebs werden Vorsorgeuntersuchungen wie ein Pap-Abstrich durchgeführt, um frühe Krankheitsfälle zu erkennen, bevor Symptome auftreten. Bei diesem Test entnimmt ein Arzt Zellen aus dem Gebärmutterhalskanal und untersucht sie unter einem Mikroskop, um etwaige Veränderungen im Aussehen der Gebärmutterhalszellen zu erkennen, die auf die mögliche Entwicklung von Gebärmutterhalskrebs oder Anzeichen einer HPV-Infektion hinweisen könnten. Die verschiedenen Veränderungen, die beobachtet werden können enthalten:

- **Normale Zellen:** Gesunde Gebärmutterhalszellen ohne Anzeichen von Anomalien.

- **Entzündung**: Veränderungen in den Zellen, die durch eine Infektion oder Reizung verursacht werden.

- Atypische Plattenepithelzellen: Leichte Veränderungen in Form und Größe der Plattenepithelzellen.

- **Hochgradige Plattenepithel Lesion (HSIL):** Schwerwiegende Veränderungen in Plattenepithelkarzinomen, die auf Krebsvorstufen hinweisen können.

- **Niedriggradige Plattenepithel Lesion (LSIL):** Kleinere Anomalien in Plattenepithelkarzinomen, häufig im Zusammenhang mit einer HPV-Infektion.

- **Plattenepithelkarzinom:** Das Vorhandensein von Krebszellen im Gebärmutterhals.

- Adenokarzinom in situ: Krebs im Frühstadium der Drüsenzellen des Gebärmutterhalses.

Die Ergebnisse des Pap-Abstrichs leiten weitere Diagnose- und Behandlungsentscheidungen. Regelmäßige Pap-Abstriche sind für die Früherkennung und Vorbeugung von Gebärmutterhalskrebs unerlässlich.

Kolposkopie:

Eine Kolposkopie wird typischerweise in Verbindung mit einem PAP-Abstrich durchgeführt, um den unteren Teil der Gebärmutter visuell auf sichtbare abnormale Wucherungen oder Veränderungen im Gebärmutterhals zu untersuchen. HPV-Test: Dieser Test wird durchgeführt, um das Vorhandensein des humanen Papillomavirus (HPV) festzustellen: Bestimmen Sie den spezifischen Stamm, der für die Infektion verantwortlich ist. Wenn die Infektion durch die HPV-Stämme 6 und 11 verursacht wird, ist das Risiko einer Krebsentstehung gering und es kann zur Bildung von Genitalwarzen kommen, die oft von selbst verschwinden. Liegt der erkannte Stamm jedoch bei 16 oder 18, steigt das Risiko einer bösartigen Erkrankung und der Patient muss engmaschig überwacht werden. Bei ausgedehnter Zervix Beteiligung werden die folgenden bildgebenden Untersuchungen eingesetzt, um die Ausbreitung von Krebszellen zu beurteilen:

- CT-Scan
- MRT-Untersuchung
- PET-CT-Scan
- Brust Röntgen

Diese Diagnoseverfahren helfen bei der Bestimmung des Stadiums und Ausmaßes von Gebärmutterhalskrebs und leiten geeignete Behandlungsentscheidungen.

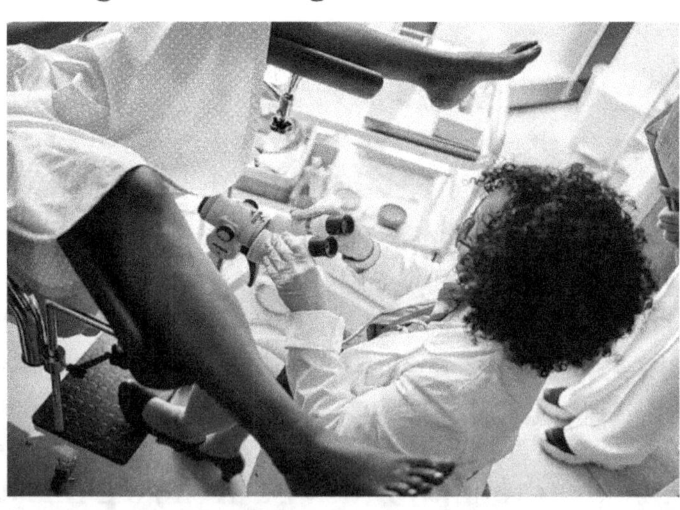

Abschnitt 6

Behandlung von Gebärmutterhalskrebs – Briefing

Das Behandlungsprotokoll variiert je nach Stadium der Krebsentstehung, seiner Ausbreitung, der Größe des betroffenen Teils des Gebärmutterhalses und dem allgemeinen Gesundheitszustand des Patienten.

- In präkanzerösen Stadien: Normalerweise wird nur der betroffene Teil des Gebärmutterhalses durch Laser oder Diathermie entfernt und der Rest des Gebärmutterhalses bleibt unverändert.

Die am häufigsten verwendeten Verfahren sind LLETZ (Laser Loop Excision of the Transformation Zone), bei dem eine erhitzte Drahtschleife verwendet wird, um alle abnormalen Zellen zu entfernen.

Die zweite verwendete Methode ist die Keilbiopsie, bei der ein kegelförmiges Gewebe mit abnormalen Zellen entfernt wird.

- Bei invasivem Krebs kann eine teilweise Entfernung des Gebärmutterhalses oder eine vollständige Entfernung des Gebärmutterhalses zusammen mit der Gebärmutter (Hysterektomie) durchgeführt werden.

- Im Falle einer systemischen Metastasierung werden Chemotherapie und Strahlentherapie verabreicht, um die entfernten metastasierten Zellen abzutöten.

- Lymphknoten können zusammen mit den infiltrierten Organen entfernt werden

- Gezielte Therapie: Medikamente wie Avastin (Bevacizumab), die speziell gegen Gebärmutterhalskrebszellen wirken, können verabreicht werden

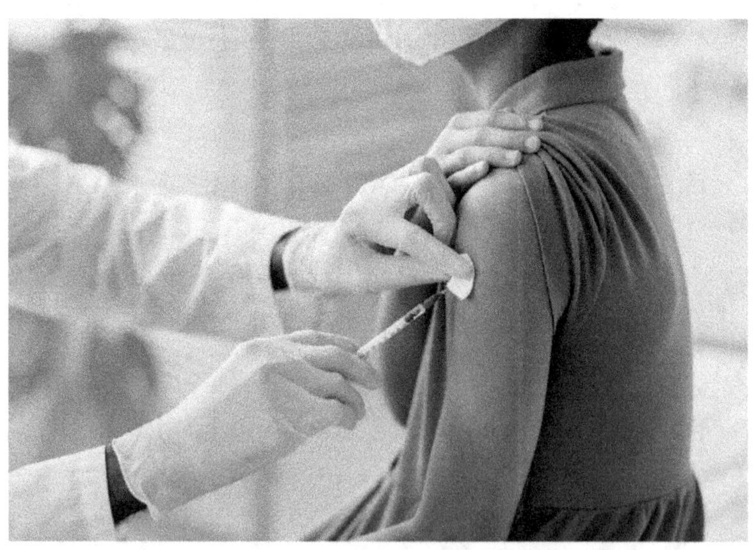

Impfdosis wird verabreicht

Detaillierte klinische Ansätze zur Behandlung und Behandlung von Gebärmutterhalskrebs

Immunisierung

Der 9-valente HPV-Impfstoff (Gardasil 9 [9vHPV]) ist in den Vereinigten Staaten erhältlich, um das Risiko bestimmter Krebsarten und präkanzeröser Läsionen bei Männern und Frauen zu verringern. Der 9v HPV-Impfstoff deckt die HPV-Subtypen 6, 11, 16, 18, 31, 33, 45, 52 und 58 ab. Cervarix (2 HPV) und Gardasil (4 HPV) wurden in den Vereinigten Staaten im Oktober 2016 eingestellt.

Es wird geschätzt, dass der 9v HPV-Impfstoff die Prävention hochgradiger intraepithelialer Plattenepithel Läsionen im Gebärmutterhals in bis zu 90 % der Fälle im Vergleich zum quadrivalenten HPV-Impfstoff verbessern kann. [5]

Stadiengerechte Behandlung

Die Behandlung von Gebärmutterhalskrebs variiert je nach Stadium der Erkrankung. Bei invasivem Krebs im Frühstadium ist eine Operation die Behandlung der Wahl. In fortgeschritteneren Fällen ist eine Bestrahlung in Kombination mit einer Chemotherapie der derzeitige Behandlungsstandard. Bei Patienten mit disseminierter Erkrankung führt eine Chemotherapie oder Bestrahlung zu einer Linderung der Symptome. Die Behandlung von Gebärmutterhalskrebs erfordert häufig einen multidisziplinären Ansatz. Möglicherweise ist die Einbeziehung eines gynäkologischen Onkologen, Strahlenonkologen und medizinischen Onkologen erforderlich.

Die Behandlung von Gebärmutterhalskrebs variiert je nach Stadium der Erkrankung. Bei invasivem Krebs im Frühstadium ist eine Operation die Behandlung der Wahl.

In fortgeschritteneren Fällen ist eine Bestrahlung in Kombination mit einer Chemotherapie der derzeitige Behandlungsstandard. Bei Patienten mit disseminierter Erkrankung führt eine Chemotherapie oder Bestrahlung zu einer Linderung der Symptome. (Siehe Behandlung und Medikamente.)

Bühnen Basierte Therapie

Krebs im Stadium 0

Das Carcinoma in situ (Stadium 0) wird mit lokalen, ablativen oder exzisionen Maßnahmen wie Kryochirurgie, Laserablation und Schleifen Exzision behandelt. Die chirurgische Entfernung wird bevorzugt, da sie eine weitere pathologische

Untersuchung ermöglicht, um eine mikroinvasive Erkrankung auszuschließen. Nach der Behandlung müssen diese Patienten lebenslang überwacht werden.

Krebs im Stadium IA1

Die Behandlung der Wahl bei Erkrankungen im Stadium IA1 ist eine Operation. Akzeptierte Verfahren sind die totale Hysterektomie, die radikale Hysterektomie und die Konisation. Eine Lymphknotendissektion ist nicht erforderlich, wenn die Invasionstiefe weniger als 3 mm beträgt und keine lymphovaskuläre Invasion festgestellt wird.

Ausgewählte Patienten mit Erkrankung im Stadium IA1, aber ohne Invasion des neurovaskulären Raums, die ihre Fruchtbarkeit aufrechterhalten möchten, können sich einer therapeutischen Konisation mit engmaschiger Nachsorge, einschließlich Zytologie, Kolposkopie und endozervikaler Kürettage, unterziehen. Patienten mit komorbiden Erkrankungen, die nicht für eine Operation in Frage kommen, können erfolgreich mit Strahlung behandelt werden.

Gemäß den Richtlinien des National Comprehensive Cancer Network (NCCN) ist die Becken Bestrahlungstherapie derzeit eine Empfehlung der Kategorie 1 für Frauen mit einer Erkrankung im Stadium IA und negativen Lymphknoten nach der Operation, die Hoch Risikofaktoren haben (z. B. ein großer Primärtumor, tiefe Stromausvasion, oder lymphovaskulärer Raum Invasion).

Krebs im Stadium IA2, IB oder IIA

Für Patienten im Stadium IB oder IIA gibt es zwei Behandlungsmöglichkeiten:

- Kombinierte externe Strahlen Bestrahlung und Brachytherapie
- Radikale Hysterektomie mit beidseitiger Becken Lymphadenektomie

Die radikale vaginale Trachelektomie mit Becken-Lymphknotendissektion eignet sich zur Erhaltung der Fruchtbarkeit bei Frauen im Stadium IA2 und bei Frauen im Stadium IB1, deren Läsionen 2 cm oder kleiner sind. [6]Die Hauptprobleme bei einer Schwangerschaft nach einer Trachelektomie sind vorzeitige Wehen und die Notwendigkeit eines Kaiserschnitts zur Entbindung.

In einer retrospektiven Untersuchung von 62 Patienten mit Zervixkarzinom im Stadium IB1, die sich einem Versuch einer radikalen Trachelektomie und einer präoperativen Magnetresonanztomographie (MRT) unterzogen hatten, stellten Lakhman et al. fest, dass die MRT vor der Trachelektomie dazu beitrug,

Hochrisiko Patientinnen zu identifizieren, die wahrscheinlich eine radikale Hysterektomie benötigen, und zur Bestätigung beitrug das Fehlen eines Resttumors nach einer Kegel Biopsie mit negativen Rändern. Eine Tumorgröße von 2 cm oder mehr und eine tiefe zervikale Stroma Invasion im MRT waren mit einem erhöhten Risiko einer radikalen Hysterektomie verbunden.

Die meisten retrospektiven Studien haben gleiche Überlebensraten für Trachelektomie und Hysterektomie gezeigt, obwohl solche Studien aufgrund der Verzerrung der Patientenauswahl und anderer erschwerender Faktoren in der Regel fehlerhaft sind. Eine Studie aus dem Jahr 2008 zeigte jedoch identische Gesamt- und krankheitsfreie Überlebensraten für die beiden Verfahren.

Aktuelle chirurgische Richtlinien für Gebärmutterhalskrebs im Stadium IA2 bis IIA ermöglichen minimalinvasive Techniken, wie traditionelle laparoskopische und robotergestützte laparoskopische Techniken, bei der chirurgischen Behandlung dieser Tumoren. Es hat sich tatsächlich gezeigt, dass diese weniger morbiden Verfahren bei der Erzielung adäquater Operations Ränder und der Lymphknotendissektion gleichermaßen wirksam sind und darüber hinaus den zusätzlichen Vorteil kürzerer postoperativer Genesungszeiten bieten.

Eine Analyse von Frauen aus der SEER-Datenbank (Surveillance, Epidemiology, and End Results), die sich einer radikalen Hysterektomie mit Lymphadenektomie unterzogen, ergab, dass Patienten mit nodal-negativem Gebärmutterhalskrebs im Frühstadium, die sich einer umfassenderen Lymphadenektomie unterzogen, eine verbesserte Überlebensrate hatten. Im Vergleich zu Patienten, bei denen weniger als 10 Knoten entfernt wurden, war die Wahrscheinlichkeit, an ihren Tumoren zu sterben, bei Patienten, bei denen 21–30 Knoten entfernt wurden, um 24 % geringer, und bei Patienten, bei denen mehr als 30 Knoten entfernt wurden, war die Wahrscheinlichkeit, an ihren Tumoren zu sterben, um 37 % geringer.

Die postoperative Bestrahlung des Beckens verringert das Risiko eines lokalen Rezidivs bei Patienten mit Hochrisikofaktoren (d. h. positive Beckenknoten, positive Operations-Ränder und restliche parametrische Erkrankung). Eine randomisierte Studie zeigte, dass Patienten mit parametrischer Beteiligung, positiven Beckenknoten oder positiven Operations-Rändern von einer postoperativen Kombination aus Cisplatin-haltiger Chemotherapie und Beckenbestrahlung profitieren. Eine postoperative Strahlentherapie wird auch bei Patienten empfohlen, bei denen mindestens zwei mittlere Risikofaktoren vorliegen (einschließlich einer Tumorgröße von mehr als 2 cm, einer tiefen Stromainvasion oder einer Invasion des neurovaskulären Raums). Bei Patienten mit IB2- oder IIA-Krebs und Tumoren größer als 4 cm wird in den meisten Fällen eine Bestrahlung und Chemotherapie gewählt. Mit einer Kombinationstherapie sind Risiken verbunden, aber viele dieser Patientinnen erfüllen nach radikaler Hysterektomie entweder die Kriterien eines mittleren oder hohen Risikos und sind daher gute Kandidaten für diesen Ansatz.

Krebs im Stadium IIB, III oder IVA

Beim lokal fortgeschrittenen Zervixkarzinom (Stadium IIB, III und IVA) war die Strahlentherapie über viele Jahre die Therapie der Wahl. Die Strahlentherapie beginnt mit einer externen Bestrahlung, um die Tumormasse zu reduzieren und dadurch eine anschließende intrakavitäre Anwendung zu ermöglichen. Die Brachytherapie wird mittels Afterloading-Applikatoren durchgeführt, die in der Gebärmutterhöhle und der Vagina platziert werden.

Darüber hinaus haben die Ergebnisse großer, gut durchgeführter, prospektiv randomisierter klinischer Studien eine dramatische Verbesserung der Überlebensrate gezeigt, wenn Chemotherapie und Strahlentherapie kombiniert werden. Folglich ist der Einsatz einer Cisplatin-basierten Chemotherapie in Kombination mit Bestrahlung zum

Behandlungsstandard für die primäre Behandlung von Patienten mit lokal fortgeschrittenem Gebärmutterhalskrebs geworden.

Stadium IVB und wiederkehrender Krebs

Die individualisierte Therapie wird palliativ eingesetzt. Die Strahlentherapie wird allein zur Kontrolle von Blutungen und Schmerzen eingesetzt, wohingegen eine systemische Chemotherapie bei disseminierten Erkrankungen eingesetzt wird. Bei wiederkehrenden Erkrankungen wird die Wahl der Therapie durch die zuvor eingesetzten Behandlungen beeinflusst.

Die Behandlung von Becken Rezidiven nach der primären chirurgischen Behandlung sollte eine Chemotherapie mit Einzelwirkstoff und Bestrahlung umfassen, und die Behandlung von Rezidiven an anderen Stellen sollte eine Kombinationschemotherapie umfassen. Bei einem zentralen Beckenrezidiv nach einer Strahlentherapie sollte eine modifizierte radikale Hysterektomie (wenn das Rezidiv kleiner als 2 cm ist) oder eine Beckenexenteration durchgeführt werden.

Bei erneut auftretenden Erkrankungen nach Chemotherapie und Strahlentherapie gilt ein krankheitsfreies Intervall von mehr als 16 Monaten als platin empfindlich. Die Standardbehandlung in diesen

Fällen ist eine Chemotherapie mit einem platin basierten Dublett aus Paclitaxel und Cisplatin.

Das NCCN empfiehlt außerdem Docetaxel, Gemcitabin, Ifosfamid, 5-Fluorouracil, Mitomycin, Irinotecan und Topotecan als mögliche Kandidaten für eine Zweitlinientherapie (Empfehlung der Kategorie 2B) sowie Pemetrexed und Vinorelbin (Empfehlung der Kategorie 3). Darüber hinaus ist auch Bevacizumab als Monotherapie akzeptabel.

Die Behandlung mit Bevacizumab plus Cisplatin und Paclitaxel oder Topotecan und Paclitaxel wurde im August 2014 von der FDA für persistierenden, rezidivierenden oder metastasierten Gebärmutterhalskrebs zugelassen. Bei Frauen, die mit Bevacizumab plus Chemotherapie behandelt wurden, wurde im Vergleich zu Frauen, die nur eine Chemotherapie erhielten, eine statistisch signifikante Verbesserung des Gesamtüberlebens (OS) und eine Erhöhung der Tumorschrumpfungsrate gezeigt.

Allerdings waren Bluthochdruck, thromboembolische Ereignisse und gastrointestinale Fisteln in der Bevacizumab-Gruppe häufiger. Bevacizumab/Paclitaxel/Cisplatin oder Topotecan gelten als Erstlinientherapie bei rezidiviertem oder metastasiertem Gebärmutterhalskrebs.

Rezidive, die in einem zuvor bestrahlten Bereich oder nach einem krankheitsfreien Zeitraum von weniger als 16 Monaten auftreten, sprechen mit geringerer Wahrscheinlichkeit auf nachfolgende Therapien an. Patienten mit solchen Rezidiven sollten daher dringend zur Teilnahme an klinischen Studien ermutigt werden. Besondere Anstrengungen sollten unternommen werden, um sicherzustellen, dass sie eine umfassende Palliativversorgung erhalten, einschließlich einer angemessenen Schmerzkontrolle.

Im Juni 2018 hat die FDA Pembrolizumab zur Behandlung von rezidivierendem oder metastasiertem Gebärmutterhalskrebs mit Krankheitsprogression während oder nach einer Chemotherapie bei Patienten zugelassen, deren Tumoren PD-L1 (CPS 1 oder höher) exprimieren, wie durch einen von der FDA zugelassenen Test bestimmt. Die Zulassung basierte auf der klinischen Studie KEYNOTE-158 (n=98). Bei den 77 Patienten, deren Tumoren PD-L1 mit einer vollständigen Ansprechrate (CRR) von 1 oder mehr exprimierten, betrug die Gesamtansprechrate (ORR) 14,3 %, mit einer CRR von 2,6 % und einer teilweisen Ansprechrate von 11,7 %. Unter den 11 ansprechenden Patienten war die mittlere Ansprechdauer (DoR) noch nicht erreicht (Bereich: 4,1 bis 18,6+ Monate) und 91 % erlebten eine DOR von 6 Monaten oder länger. Die mittlere Nachbeobachtungszeit beträgt 11,7 Monate (Bereich: 0,6 bis 22,7 Monate).

Pembrolizumab erhielt außerdem eine beschleunigte Zulassung für inoperable oder metastasierte Tumormutationslast-hohe (TMB-H) [≥10 Mutationen/Megabase (mut/Mb)] solide Tumoren bei Patienten, die nach einer vorherigen Behandlung fortgeschritten waren und für die keine alternativen Behandlungsmöglichkeiten zur Verfügung stehen.

Die Zulassung basierte auf den Ergebnissen einer prospektiv geplanten retrospektiven Analyse von 10 Kohorten zuvor behandelter Patienten mit verschiedenen inoperablen oder metastasierten soliden TMB-H-Tumoren, die an der multizentrischen, nicht randomisierten, offenen Studie KEYNOTE-158 teilnahmen. Unter den 13 % der Patienten, die als TMB-H identifiziert wurden, definiert als TMB ≥ 10 mut/MB, betrug die ORR für diese Patienten 29 %, mit einer CRR von 4 % und einer partiellen Ansprechrate von 25 %. Der mittlere DOR wurde nicht erreicht, wobei 57 % der Patienten eine Ansprechdauer von ≥ 12 Monaten und 50 % der Patienten eine Ansprechdauer von ≥ 24 Monaten hatten. [93]

Komplikationen der Therapie

- **Strahlenbedingte Komplikationen:** Während der akuten Phase der Beckenbestrahlung ist häufig das umliegende normalGewebe (z. B. Darm, Blase und Dammhaut) betroffen. Zu den akuten gastrointestinalen Nebenwirkungen zählen Durchfall, Bauchkrämpfe, rektale Beschwerden und Blutungen. Durchfall kann normalerweise durch die Gabe von Loperamid oder Atropinsulfat kontrolliert werden. Um die Symptome einer Proktitis zu lindern, werden kleine steroidhaltige Einläufe verschrieben. Es kann auch eine Zystourethritis auftreten, die zu Dysurie, Häufigkeit und Nykturie führt. Antispasmodika helfen häufig bei der Linderung der Symptome. Der Urin sollte auf eine mögliche Infektion untersucht werden. Wenn eine Harnwegsinfektion diagnostiziert wird, sollte unverzüglich eine Therapie eingeleitet werden. Für den Dammbereich sollte auf eine ordnungsgemäße Hauthygiene geachtet werden. Bei Auftreten von Erythemen oder Abschuppungen sollte eine topische Lotion verwendet werden. Spätfolgen einer Strahlentherapie treten in der Regel 1–4 Jahre nach der Behandlung auf. Zu den wichtigsten Folgeerscheinungen gehören rektale oder vaginale Stenose, Dünndarmverschluss, Malabsorption, Strahlenenteritis und chronische Zystitis.

- **Chirurgische Komplikationen:**Die häufigste Komplikation einer radikalen Hysterektomie ist eine Nierenfunktionsstörung aufgrund einer teilweisen Denervierung des Detrusormuskels. Weitere Komplikationen sind eine verkürzte Vagina, ureterovaginale Fisteln, Blutungen, Infektionen, Darmverschluss, Strikturen und Fibrose des Darms oder des rektosigmoidalen Dickdarms sowie Blasen- und rektovaginale Fisteln. Bei dieser Patientengruppe werden manchmal invasive Eingriffe (z. B. Nephrostomie oder Umleitung Kolostomie) durchgeführt, um ihre Lebensqualität zu verbessern.

Ernährung

Für Patienten mit Gebärmutterhalskrebs ist die richtige Ernährung wichtig. Es sollte jeder Versuch unternommen werden, eine ausreichende orale Nahrungsaufnahme zu fördern und sicherzustellen. Nahrungsergänzungsmittel (z. B. „Ensure" [Abbott Nutrition, Columbus, OH] oder „Boost" [Nestlé HealthCare Nutrition, Fremont, MI]) werden verwendet, wenn Patienten einen erheblichen Gewichtsverlust hatten oder aufgrund von Übelkeit aufgrund von Bestrahlung oder Chemotherapie keine normale Nahrung vertragen. Bei Patienten mit schwerer Anorexie können Appetitanreger wie Megestrol verschrieben werden.

Bei Patienten, die keine orale Einnahme vertragen, werden perkutane endoskopische Gastrostomie-Kanülen zur Nahrungsergänzung eingesetzt. Bei Patienten mit ausgedehnten Darmverschluss infolge eines metastasierten Krebses kommt manchmal Hyperalimentation zum Einsatz.

Prävention einer Infektion mit dem humanen Papillomavirus

Eine Infektion mit dem humanen Papillomavirus (HPV) wird normalerweise sexuell übertragen, obwohl seltene Fälle bei Jungfrauen gemeldet wurden. Die Verwendung von Kondomen kann die Übertragung möglicherweise nicht verhindern. Eine Studie an einem Mausmodell von Roberts et al. ergab, dass ein weit verbreitetes vaginales Spermizid, Nonoxynol-9, die Anfälligkeit für HPV-Infektionen erheblich erhöhte, während Carrageenan, ein in einigen vaginalen Gleitmitteln enthaltendes Polysaccharid, eine Infektion verhinderte.

In den USA ist ein HPV-Impfstoff erhältlich. Ein neuwertiger HPV-Impfstoff (Gardasil 9, 9 HPV) ist für Frauen im Alter von 9 bis 45 Jahren indiziert, um Gebärmutterhalskrebs (und auch Genitalwarzen und Analkrebs) vorzubeugen; Zusätzlich zur Abdeckung der HPV-Typen 6, 11, 16 und 18 werden auch die HPV-Typen 31, 33, 45, 52 und 58 abgedeckt. Andere HPV-Impfstoffe (2v HPV [Cervarix], 4v HPV [Gardasil]) sind in den Vereinigten Staaten nicht mehr erhältlich.

Der 9v HPV-Impfstoff ist von der FDA für die routinemäßige HPV-Impfung von Frauen und Männern im Alter von 9 bis 45 Jahren zugelassen. Mit der Impfserie kann bereits im Alter von 9 Jahren begonnen werden. Eine Nachholimpfung wird für Frauen im Alter von 13 bis 26 Jahren empfohlen, die zuvor noch nicht geimpft wurden oder die vollständige Impfserie noch nicht abgeschlossen haben. Der 9v HPV-Impfstoff kann als 2-Dosen-Serie für Kinder und junge Jugendliche im Alter von 9 bis 14 Jahren angeboten werden.

Das Screening auf Gebärmutterhalskrebs sollte bei geimpften Frauen fortgesetzt werden und dabei den gleichen Richtlinien folgen wie bei ungeimpften Frauen. [3]Diese Impfstoffe bieten keinen vollständigen Schutz gegen Gebärmutterhalskrebs; Andere onkogene HPV-Typen als 16 und 18% machen etwa 30 % der Fälle aus, und der

Grenzschutz ist möglicherweise nur teilweise. Darüber hinaus reagieren möglicherweise nicht alle geimpften Patienten wirksam auf den Impfstoff, insbesondere wenn sie nicht alle drei Dosen erhalten oder wenn sie die Dosen in Zeitabständen erhalten, die nicht mit der Wirksamkeit in Zusammenhang stehen.

Schließlich ist die Dauer des Schutzes mit diesen Impfstoffen noch nicht bestimmt. Die verfügbaren Beweise deuten darauf hin, dass die Immunität gegen eine Infektion mit den von diesen Impfstoffen abgedeckten HPV-Typen mindestens 6 bis 8 Jahre anhält. Es sind jedoch weitere Nachuntersuchungen erforderlich, um festzustellen, ob eine erneute Impfung erforderlich ist.

Die Sicherheit von HPV-Impfstoffen ist ein äußerst umstrittenes Thema. Die Nachuntersuchung großer Patientenpopulationen, die an klinischen Studien der Phase 3 teilgenommen haben, hat gezeigt, dass beide von der FDA zugelassenen HPV-Impfstoffe äußerst sicher sind. Artikel in den populären Medien berichten jedoch ausführlich über Fälle junger Frauen mit verheerenden Krankheiten, die auf die Impfungen zurückzuführen sind.

Bei der Sicherheitsüberwachung nach der Zulassung des quadrivalenten HPV-Impfstoffs wurden in 6,2 %

aller Meldungen an das Vaccine Adverse Event Reporting System (VAERS) schwerwiegende unerwünschte Ereignisse beschrieben, darunter neurologische Schäden (z. B. Guillain-Barré-Syndrom) und 32 Meldungen über Todesfälle. Im Vergleich zu anderen Impfstoffen waren die Raten der meisten dieser unerwünschten Ereignisse nicht höher als die Hintergrunddaten, es wurden jedoch unverhältnismäßig häufig Synkopen und venöse thromboembolische Ereignisse gemeldet.

Abschnitt 7
Prävention von Gebärmutterhalskrebs

Eine Person zieht einen Vertrag zusammen Gebärmutterhalskrebs aufgrund einer Langzeit Infektion mit dem humanen Papillomavirus (HPV), einem Virus, das normalerweise durch sexuelle Aktivität oder sogar Haut-zu-Haut-Kontakt von einer Person auf eine andere übertragen wird. HPV ist eine häufige Art der sexuell übertragbaren Infektion (STI) mit über 30 verschiedenen Stämmen, die die Genitalien eines Menschen befallen können. Während bei vielen sexuell aktiven Personen das Risiko einer HPV-Infektion besteht, wird nur bei sehr wenigen von ihnen letztendlich Gebärmutterhalskrebs diagnostiziert.

Der beste Weg, Gebärmutterhalskrebs rechtzeitig zu behandeln, besteht darin, ihn durch Gebärmutterhalskrebs-Screenings frühzeitig zu erkennen. Eine frühzeitige Impfung mit der HPV-Impfung verbessert auch langfristig die Chancen einer Person.

Was können Sie neben Voruntersuchungen und Impfungen noch tun, um Ihren Gebärmutterhals zu pflegen? Manchmal können sogar einfache Schritte und Änderungen des Lebensstils viel dazu beitragen, die Gesundheit Ihres Gebärmutterhalses zu schützen.

Im Folgenden sind einige Faktoren aufgeführt, von denen angenommen wird, dass sie das Risiko einer Krebsentstehung verringern, wie zum Beispiel:

- HPV-Impfstoff (bivalente, quadrivalente und multivalente Impfstoffe gegen verschiedene Subtypen von HPV reduzieren bekanntermaßen das Risiko einer Krebsentstehung deutlich)

- Gesunde Ernährung

- Üben Sie Safer Sex mit Kondomen

- Praktizieren Sie Safer Sex: Die Verwendung eines Kondoms bei sexuellen Aktivitäten trägt dazu bei, das Risiko einer Ansteckung oder Verbreitung von HPV zu verringern.

- Begrenzen Sie die Anzahl der Sexualpartner: Das Risiko, sich mit HPV zu infizieren, ist immer noch erhöht.

- Mit dem Rauchen aufhören: Rauchen ist ein bekannter Risikofaktor, der Gebärmutterhalskrebs verursachen kann; Raucher erkranken im Vergleich zu Nichtrauchern doppelt so häufig an Gebärmutterhalskrebs.

- Lassen Sie sich auf sexuell übertragbare Krankheiten testen: Auch sexuell übertragbare Krankheiten verursachen möglicherweise keine Symptome, daher können regelmäßige

Vorsorgeuntersuchungen hilfreich sein, um zukünftigem Risiko für Gebärmutterhalskrebs vorzubeugen. Wenn Sie befürchten, dass Sie oder Ihr Partner eine sexuell übertragbare Infektion haben könnten, oder wenn Sie keinen sicheren Sex praktiziert haben, sollten Sie sich sofort einer Untersuchung unterziehen.

- Folgetermine: Verpassen Sie diese auf keinen Fall, denn Folgemaßnahmen können hilfreich sein, um Warnzeichen frühzeitig zu erkennen, bevor es ernst wird. Befolgen Sie unbedingt den Rat des Arztes und stellen Sie Fragen, wenn Sie eine Klärung benötigen.

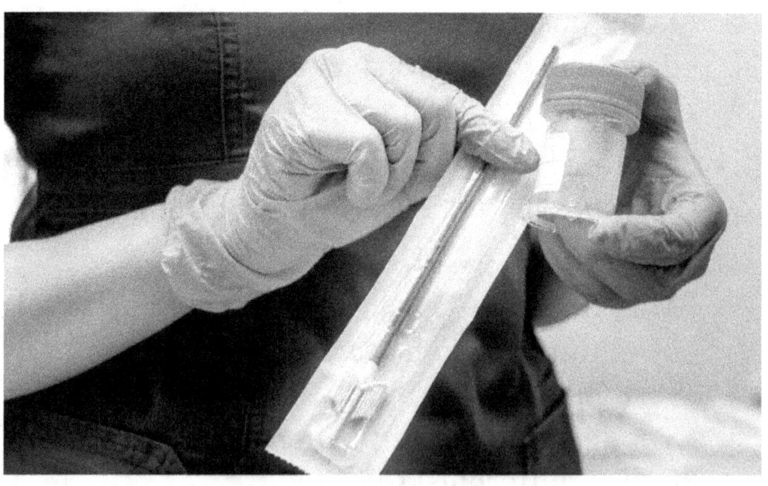

Gebärmutterhalskrebs-Screening: Der aktuelle Stand der Tests.

Sektion 8

Mythen und Fakten über Gebärmutterhalskrebs

Trotz eines wachsenden Bewusstseins für die Natur von Gebärmutterhalskrebs pflegen einige Teile der Gesellschaft weiterhin Mythen und Missverständnisse über Gebärmutterhalskrebs, insbesondere im Hinblick auf die damit diagnostizierten Personen.

Stigma gegenüber Überlebenden

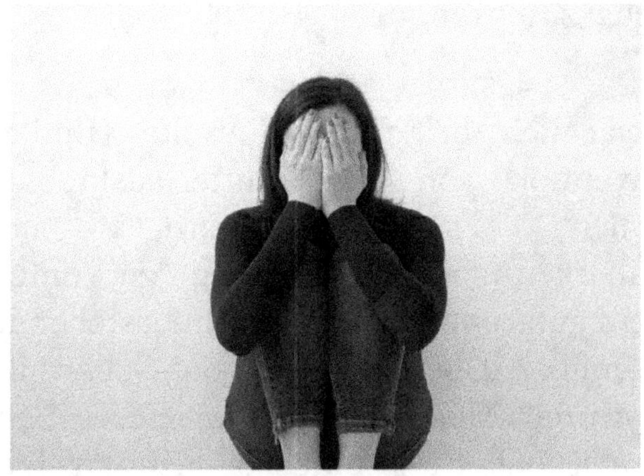

Ein Großteil der Stigmatisierung von Überlebenden von Gebärmutterhalskrebs ist auf den Zusammenhang des HPV-Virus mit sexueller Aktivität zurückzuführen.

Die meisten Menschen gehen davon aus, dass HPV ein sicheres Zeichen für Promiskuität und/oder Untreue ist. Daher laufen Frauen Gefahr, von anderen gemieden oder misshandelt zu werden, wenn die Art ihrer Krankheit bekannt wird.

Viele Frauen weigern sich möglicherweise, sich einem Gebärmutterhalskrebs-Screening zu unterziehen, auch wenn bei ihnen eigentlich kein Risiko besteht, an dieser Krankheit zu erkranken, weil die Verbindung mit einem Screening sie automatisch in eine „beschämende" Lage bringt.

Ein Großteil der Stigmatisierung der Überlebenden ist auf mangelndes Bewusstsein und mangelndes Verständnis für Gebärmutterhalskrebs zurückzuführen.

Tatsächlich besteht das größte Hindernis bei der Prävention von Gebärmutterhalskrebs darin, dass Frauen sich weigern, sich einer Früherkennungsuntersuchung zu unterziehen, vor allem aufgrund der seit langem bestehenden Vorurteile gegenüber Überlebenden von Gebärmutterhalskrebs sowie der Möglichkeit, dass andere Faktoren – wie etwa sexueller Missbrauch – nicht ans Licht kommen . Es hilft nicht, dass eine routinemäßige Frage, die bei der Diagnose Gebärmutterhalskrebs gestellt wird, lautet: „Wie viele Sexualpartner haben Sie?"

Daher ist es von entscheidender Bedeutung, das gesellschaftliche Bewusstsein für

Gebärmutterhalskrebs zu schärfen, um die so lange bestehende Stigmatisierung zu beseitigen. Programme wie medizinische Aufklärungskampagnen sind nur einige Möglichkeiten, das Problem direkt an der Wurzel zu packen.

Mythos 1:

HPV garantiert eine Gebärmutterhalskrebs-Diagnose

Tatsache: Nicht wahr

- Es gibt viele verschiedene HPV-Typen, aber nicht alle verursachen Gebärmutterhalskrebs. In einigen Fällen kann Ihr Immunsystem das Virus innerhalb von etwa ein bis zwei Jahren beseitigen. 80 bis 90 Prozent der Frauen leiden keine Langzeitkomplikationen. Abgesehen davon kann das HPV-Virus bestehen bleiben und in einen Ruhezustand übergehen, sodass es einige Zeit im Körper einer Person verbleibt, bevor es dazu führt, dass sich Zellen im Gebärmutterhals unkontrolliert vermehren. In den meisten Fällen passieren durch HPV verursachte Veränderungen, ohne dass Sie es merken, bis Sie untersucht werden. Unbehandelt können diese Veränderungen schließlich Gebärmutterhalskrebs verursachen.

Mythos 2:

Gebärmutterhalskrebs wird vererbt

Tatsache: Nicht wahr

- Im Gegensatz zu Brust- oder Eierstockkrebs ist Gebärmutterhalskrebs nicht erblich bedingt. Es wird hauptsächlich durch das HPV-Virus verursacht. Frühzeitige Vorsorgeuntersuchungen und HPV-Impfungen für Kinder sind die besten Möglichkeiten, das Auftreten/Fortschreiten der Krankheit zu verhindern.

Mythos 3:

Nur Frauen mit mehreren Partnern erkranken an Gebärmutterhalskrebs

Tatsache: Nicht wahr

- Dieser besonders langlebige Mythos war eine starke Quelle der Stigmatisierung gegenüber Überlebenden. Die Hauptursache für Gebärmutterhalskrebs ist HPV, das sich auch dann auf eine Person übertragen kann, wenn sie nur einen Partner hat oder nicht sehr sexuell aktiv ist. Solange das HPV über einen längeren Zeitraum im Körper verbleibt, kann es schließlich zu Gebärmutterhalskrebs kommen. Safer Sex schützt Sie zwar vor dem Risiko, sich mit HPV zu infizieren, aber jede ungeschützte Haut kann dennoch dazu führen, dass HPV auf eine andere Person übertragen wird (da sich das Virus durch Haut-zu-Haut-Kontakt ausbreitet).

Mythos 4:

Für diejenigen, die geimpft/nicht sexuell aktiv sind, sind keine Untersuchungen erforderlich

Tatsache: Nicht wahr

- Menschen mit HPV zeigen möglicherweise keine Symptome (asymptomatische Fälle), was es schwierig macht zu sagen, ob bei einer Person ein Risiko für Gebärmutterhalskrebs besteht oder nicht. Mithilfe des Gebärmutterhalskrebs-Screenings können Ärzte nach Anzeichen oder Markern für Anomalien in Ihrem Gebärmutterhals suchen und die notwendigen Maßnahmen ergreifen, um eine Ausbreitung zu verhindern oder etwaige Schäden, die es im Körper verursacht hat, zu mildern. Obwohl sich die HPV-Impfung beim Schutz junger Mädchen vor HPV als wirksam erwiesen hat, werden regelmäßige Vorsorgeuntersuchungen dennoch empfohlen, insbesondere da die Impfung Sie nicht vor allen Formen von HPV schützt. Es ist auch wichtig zu bedenken, dass nicht alle HPVs Krebs verursachen. Unabhängig davon besteht für eine Frau immer noch das Risiko, sich vor der Impfung mit einem krebserregenden HPV-Typ zu infizieren.

Mythos 5:

Gebärmutterhalskrebs kann nicht verhindert werden

Tatsache: Nicht wahr

- *Frühzeitige Gebärmutterhalskrebs, Vorsorgeuntersuchungen und HPV-Impfungen sind die wirksamsten Möglichkeiten zur Vorbeugung. Sie können eine HPV-Infektion entweder erkennen, bevor sie sich zu Gebärmutterhalskrebs entwickeln kann, oder sie bereits im frühen Alter verhindern. HPV kann einige Komplikationen verursachen, die mit Medikamenten behandelt werden können, aber durch den HPV-Impfstoff verhindert werden können.*

Mythos 6:

Gebärmutterhalskrebs-Screenings sind schmerzhaft

Tatsache: Nicht wahr

- Der Zweck eines Gebärmutterhalskrebs-Screenings besteht darin, präkanzeröse Zellveränderungen im Gebärmutterhals festzustellen. Dazu gehört ein Test zur Suche nach HPV-Infektionen oder ein Pap-Test (auch Pap-Abstrich genannt), bei dem eine Probe von Gebärmutterhalszellen entnommen wird, um nach Anzeichen zu suchen, die zu Gebärmutterhalskrebs führen könnten; In einigen Fällen kann ein Co-Test durchgeführt werden, der beide Tests umfasst. Bei der Untersuchung kommt ein sogenanntes Spekulum zum Einsatz, mit dem der Arzt Ihre Vagina sanft öffnet, um den Gebärmutterhals zu untersuchen. Zur Entnahme von Zellproben kann eine weiche, schmale Bürste oder ein Spachtel ähnliches Instrument verwendet werden, das zur Untersuchung ins Labor geschickt wird. Bei der Verwendung des Spekulums kann es bei manchen Frauen zu Beschwerden kommen. Wenn Sie Schmerzen verspüren, teilen Sie dies unbedingt der begleitenden Krankenschwester (oder dem Arzt) mit, die dann ihr Möglichstes tun wird, um die Schmerzen zu lindern. Bei Bedarf verwenden sie ein kleineres Spekulum. Der Vorgang dauert nur bis zu 30 Sekunden und Sie werden bei jedem Schritt darüber informiert, was getan wird, um eventuelle Bedenken auszuräumen. Sie können den Eingriff auch abbrechen lassen, wenn Sie sich unwohl fühlen oder Schmerzen verspüren. Im

Rahmen seiner Mission hat die ROSE-Stiftung hat einen Do-it-yourself-Screening-Test eingeführt, dessen Durchführung nur fünf Minuten dauert. Dieser Selbsttest ist ein einfaches, praktisches Verfahren, das Sie mit minimalem Aufwand und ohne Schmerzen selbst durchführen können. Die Ergebnisse erhalten Sie innerhalb von drei Wochen.

Mythos 7:

Gebärmutterhalskrebs-Screenings erkennen auch andere Krebsarten

Tatsache: Nicht wahr

- Eine von fünf Personen glaubt fälschlicherweise, dass ein Gebärmutterhalskrebs-Screening Eierstockkrebs oder andere Arten von sexuell übertragbaren Krankheiten erkennt. Die Realität ist, dass Gebärmutterhalskrebs-Screenings präventive Instrumente sind, um abnormale zelluläre Veränderungen im Gebärmutterhals in einem frühen Stadium zu erkennen, die Gebärmutterhalskrebs verursachen könnten.

Mythos 8:

Gebärmutterhalskrebs-Screenings schützen Frauen vor Gebärmutterhalskrebs

Tatsache: Teilweise wahr

- Gebärmutterhalskrebs-Screenings sind eine wirksame Methode, um das Risiko einer Gebärmutterhalskrebs-Erkrankung zu senken. Es ist wichtig zu beachten, dass Sie Maßnahmen ergreifen können, um das Risiko für Gebärmutterhalskrebs erheblich zu verringern, die Vorbeugung von HPV-Infektionen jedoch nicht so einfach ist. Impfungen schützen Sie zwar vor HPV, aber nicht vor allen Arten von Hochrisiko-HPVs. Sie können Gebärmutterhalskrebs-Screenings und HPV-Impfungen als erste Verteidigungsmaßnahme gegen Gebärmutterhalskrebs in Betracht ziehen.

Mythos 9:

Überlebende von Gebärmutterhalskrebs können nicht schwanger werden

Tatsache: Nicht wahr

- HPV-Infektionen können eine Schwangerschaft möglicherweise erschweren, beeinträchtigen jedoch nicht die Empfängnisfähigkeit einer Person. Wenn jedoch abnormale Zellen im

Gebärmutterhals entfernt werden müssen, könnte dies Ihre Fähigkeit, schwanger zu werden oder die volle Schwangerschaft zu erreichen, beeinträchtigen. Auch dies führt nicht zu Unfruchtbarkeit.

Mythos 10:

Gebärmutterhalskrebs verursacht Symptome

Tatsache: Nicht wahr

- In den meisten Fällen zeigen Menschen mit einer HPV-Infektion keine Anzeichen oder Symptome und die Infektion verschwindet nach einiger Zeit von selbst. Auch wenn sich daraus Gebärmutterhalskrebs entwickelt, kann es sein, dass Sie bis zum Fortschreiten der Erkrankung überhaupt keine Symptome haben. Aus diesem Grund sind Früherkennungsuntersuchungen zur Vorbeugung von Gebärmutterhalskrebs sehr wichtig: Je früher Sie untersucht werden, desto früher können Ärzte Anzeichen von Gebärmutterhalskrebs erkennen und die notwendigen Maßnahmen zur Behandlung einleiten, bevor er sich verschlimmert.

Mythos 11:

Gebärmutterhalskrebs-Screenings sind jedes Jahr erforderlich

Tatsache: Teilweise wahr

- Die Häufigkeit der Untersuchungen hängt von einigen Faktoren ab, beispielsweise Ihrem Alter, Ihrem Gesundheitszustand und der Frage, ob Sie bereits eine HPV-Infektion hatten. Sie müssen jedoch nicht unbedingt jedes Jahr zu einer Vorsorgeuntersuchung gehen. Wenn bei Ihnen ein höheres Risiko besteht, sich mit HPV zu infizieren, müssen Sie möglicherweise häufigere Untersuchungen durchführen, wie von Ihrem Arzt festgelegt. Aber auch wenn Sie nicht in die Hochrisiko Kategorie fallen, werden regelmäßige Vorsorgeuntersuchungen dennoch empfohlen.

Mythos 12:

Gebärmutterhalskrebs kommt nur in weniger entwickelten Ländern vor

Tatsache: Nicht wahr

- HPV-Infektionen und Gebärmutterhalskrebs können jeden treffen, unabhängig von Alter,

Geschlecht, Wohlstand, sozialer Stellung oder Bildungsniveau.

Erste Schritte zur Pflege Ihrer Gebärmutterhals Gesundheit

Für Frauen ist es unerlässlich, gut auf die Gesundheit ihres Gebärmutterhalses zu achten. Auch hier können wir nicht genug betonen, wie wichtig sowohl die HPV-Impfung als auch der frühe Gebärmutterhalskrebs Vorsorgeuntersuchungen sein können, um Sie und Ihre Lieben vor Gebärmutterhalskrebs zu schützen. Auch wenn die Impfung nicht einen umfassenden Schutz gegen alle HPV-Typen bietet, schützen Sie Sie und Ihre Angehörigen dennoch vor den häufigsten HPV-Typen, die Gebärmutterhalskrebs verursachen. Für eine langfristige Prävention ist weiterhin ein Schutzniveau erforderlich.

Aufklärung ist auch sehr wichtig, um sicherzustellen, dass weniger Frauen später im Leben an Gebärmutterhalskrebs erkranken. Da der Januar der Monat des Bewusstseins für die Gesundheit des Gebärmutterhalses ist, ist dies der perfekte Zeitpunkt, um das Bewusstsein für HPV und Gebärmutterhalskrebs zu schärfen. Jeder einzelne

Mensch trägt dazu bei, Mythen zu entlarven, die nur dazu dienen, Frauen von lebensrettenden Früherkennungsuntersuchungen und Impfungen abzuhalten. Solange diese Mythen weiterhin Stigmatisierungen gegenüber Überlebenden von Gebärmutterhalskrebs hervorrufen, wird es schwierig sein, die Beseitigung von Gebärmutterhalskrebs im Land zu erreichen. Eine bessere Gesundheitskompetenz kann viel dazu beitragen, Frauen dabei zu helfen, sich besser um ihre Gebärmutterhals Gesundheit zu kümmern, und gleichzeitig zur rechtzeitigen Beseitigung von Gebärmutterhalskrebs beitragen.

Abschnitt 9

FAQs zum Thema Gebärmutterhalskrebs

Treten die Symptome von Gebärmutterhalskrebs plötzlich auf?

Die Symptome von Gebärmutterhalskrebs treten normalerweise nicht plötzlich auf. Sobald diese Symptome jedoch auftreten, neigen sie dazu, bestehen zu bleiben. In vielen Fällen verläuft Gebärmutterhalskrebs symptomatisch, bei einigen Frauen kann es jedoch irgendwann zu abnormalen Vaginalblutungen, ungewöhnlichem Vaginalausfluss, Schmerzen beim Geschlechtsverkehr, Schmerzen im Becken oder im unteren Rückenbereich, Schwellungen in den Beinen und mehr kommen.

Gebärmutterhalskrebs ist weltweit ein großes Problem unter den gynäkologischen Krebserkrankungen. Laut einer im Jahr 2022 veröffentlichten Studie steht es unter allen Krebsarten an vierzehnter Stelle und ist weltweit die vierthäufigste Krebserkrankung bei Frauen. In diesem Artikel untersuchen wir, ob die Symptome von Gebärmutterhalskrebs plötzlich auftreten und ob er im Frühstadium erkannt werden kann.

Kann Gebärmutterhalskrebs im Frühstadium erkannt werden?

Frühstadien von Gebärmutterhalskrebs verlaufen in der Regel asymptomatisch, was die Diagnose erschwert. Die ersten Anzeichen von Gebärmutterhalskrebs entwickeln sich oft erst nach mehreren Jahren. Gebärmutterhalskrebs neigt dazu, langsam zu wachsen und seine Bösartigkeit kann mit der Zeit zunehmen. Das Fortschreiten von präkanzerösen Zellen zu Gebärmutterhalskrebs ist ein schleichender Prozess und es kann Jahre dauern, bis eine Infektion mit dem humanen Papillomavirus (HPV) zu Gebärmutterhalskrebs führt.

Der effektivste Weg, Gebärmutterhalskrebs im Frühstadium zu erkennen, sind regelmäßige Vorsorgeuntersuchungen. Screening-Tests wie der HPV-Test und der Pap-Test können abnormale Zellen identifizieren und bei der Frühdiagnose helfen. In einigen Fällen werden sowohl der HPV- als auch der Pap-Test zusammen durchgeführt, was als Co-Test bezeichnet wird. Für eine rechtzeitige medizinische Intervention ist die Früherkennung von entscheidender Bedeutung.

Kann innerhalb eines Jahres Gebärmutterhalskrebs entstehen?

Gebärmutterhalskrebs ist normalerweise keine Erkrankung, die sich innerhalb eines Jahres entwickelt. Es handelt sich um eine Krebserkrankung, von der viele Frauen irgendwann im Leben betroffen sein können. Gebärmutterhalskrebs wird hauptsächlich durch das humane Papillomavirus (HPV) verursacht, eine sexuell übertragbare Infektion. Es ist wichtig zu beachten, dass Gebärmutterhalskrebs nicht erblich ist und nicht von den Eltern auf die Kinder übertragen wird. Die Aufrechterhaltung einer gesunden Sexualroutine kann dazu beitragen, das Risiko für Gebärmutterhalskrebs zu verringern.

Wie schnell schreitet Gebärmutterhalskrebs voran?

Gebärmutterhalskrebs schreitet langsam voran und seine Bösartigkeit nimmt mit der Zeit tendenziell zu. Die Entwicklung toxischer Zellen zu Gebärmutterhalskrebs ist ein schrittweiser Prozess. Es dauert mehrere Jahre, bis das humane Papillomavirus (HPV) zu Gebärmutterhalskrebs führt.

Veränderungen am Gebärmutterhals können bei einer Frau bereits im Alter von 20 oder 30 Jahren beginnen, die eigentliche Diagnose wird jedoch möglicherweise erst im Alter von 50 Jahren gestellt. Dieses langsame Fortschreiten bietet Möglichkeiten für eine frühzeitige Erkennung und Behandlung. Daher ist es für Frauen von entscheidender Bedeutung, sich regelmäßigen Gesundheitsuntersuchungen zu unterziehen, um auffällige Veränderungen so schnell wie möglich zu erkennen. Der Pap-Test (Papanicolaou) ist ein hilfreiches Hilfsmittel für Ärzte bei Verdacht auf

Gebärmutterhalskrebs. Darüber hinaus sollten Frauen auf ungewöhnliche Symptome achten, die einen sofortigen Arztbesuch rechtfertigen.

Kann Gebärmutterhalskrebs Unfruchtbarkeit verursachen?

Ja, Gebärmutterhalskrebs kann zu Unfruchtbarkeit führen. Der Krebs selbst kann sich auf die Gebärmutter ausbreiten und die Fruchtbarkeit beeinträchtigen. Darüber hinaus können auch die Behandlungen von Gebärmutterhalskrebs wie Operationen und Strahlentherapie zu Unfruchtbarkeit führen. Beispielsweise kann eine radikale Hysterektomie, ein chirurgischer Eingriff zur Entfernung der Gebärmutter, die Empfängnis erschweren. Darüber hinaus kann eine Strahlentherapie die Gebärmutter schädigen und die Eiproduktion in den Eierstöcken beeinträchtigen. Diese Faktoren zusammen können es für Frauen mit Gebärmutterhalskrebs schwierig oder sogar unmöglich machen, Kinder zu bekommen.

Kann ich ein Kind bekommen, wenn ich Gebärmutterhalskrebs habe?

In einigen Fällen ja. Operationen wie die Konus-Biopsie und die radikale Trachelektomie können Frauen mit Gebärmutterhalskrebs die Geburt eines Kindes ermöglichen. Bei der Keilbiopsie wird das betroffene Gebärmutterhals Gewebe entfernt, während bei der radikalen Trachelektomie der größte Teil des Gebärmutterhalses und der obere Teil der Vagina entfernt werden. Zusätzlich wird eine Naht um die innere Öffnung des Gebärmutterhalses gelegt, um diese dauerhaft zu verschließen. Diese Verfahren können eine Schwangerschaft erleichtern, es besteht jedoch ein leicht erhöhtes Risiko einer Frühgeburt oder eines Kindes mit niedrigem Geburtsgewicht.

Können die Symptome von Gebärmutterhalskrebs eine Schwangerschaft erschweren?

Es ist möglich. Die Symptome von Gebärmutterhalskrebs können die Aufrechterhaltung einer Schwangerschaft erschweren. Gebärmutterhalskrebs kann abnormale Vaginalblutungen, einen ungewöhnlichen Ausfluss aus der Vagina, Schmerzen beim Sex, Beckenschmerzen, Schwellungen der Beine, unregelmäßiges Wasserlassen oder Stuhlgang sowie Blut im Urin verursachen. Diese Symptome und die Erkrankung selbst können Auswirkungen auf eine Schwangerschaft haben.

Sind Gebärmutterhalskrebs Tumoren bei allgemeinen Vorsorgeuntersuchungen sichtbar oder fühlbar oder kann ein Arzt sie bei routinemäßigen körperlichen Untersuchungen erkennen?

Es ist möglich, aber typischerweise sind Gebärmutterhalskrebs Tumoren erst in fortgeschrittenen Stadien zu spüren oder zu sehen. Im Anfangsstadium bleiben sie oft unbemerkt, da sie keine sichtbaren oder fühlbaren Symptome aufweisen.

Gerade im Frühstadium bleibt Gebärmutterhalskrebs häufig unerkannt. Der häufigste Risikofaktor für Gebärmutterhalskrebs ist das humane Papillomavirus (HPV), das sexuell übertragen wird und zu zervikaler intraepithelialer Neoplasie und invasivem Gebärmutterhalskrebs führen kann. In diesem Artikel wird untersucht, ob bei allgemeinen Vorsorgeuntersuchungen Gebärmutterhalskrebs Tumoren erkannt werden können.

Kann Krebs bei routinemäßigen allgemeinen Vorsorgeuntersuchungen erkannt werden?

Ja, es ist möglich. Eine routinemäßige gynäkologische Untersuchung kann den Verdacht auf Krebs erwecken. Bei einer gynäkologischen Untersuchung beurteilt der Arzt die Fortpflanzungsorgane. Menschen unterziehen sich häufig auf Empfehlung ihres Arztes regelmäßigen Kontrolluntersuchungen oder Untersuchungen des Beckens, insbesondere wenn sie Symptome wie ungewöhnlichen Vaginalausfluss oder Beckenschmerzen haben. Bei Verdacht auf Gebärmutterhalskrebs kann der Arzt im Anschluss an die gynäkologische Untersuchung einen Pap-Test anordnen.

Ein Pap-Test ist ein wertvolles Instrument zur Einleitung einer Krebsuntersuchung. Es kann dazu beitragen, die Anzahl nicht diagnostizierter Fälle zu reduzieren, indem potenzielle Probleme frühzeitig erkannt werden.

Auch im fortgeschrittenen Stadium des Gebärmutterhalskrebses kann bei allgemeinen körperlichen Untersuchungen ein Tumor oder eine Wucherung sichtbar sein. Dies ist jedoch im Anfangsstadium nicht der Fall. Gebärmutterhalskrebs bleibt im Frühstadium oft unbemerkt, da er normalerweise keine Symptome zeigt. Bei einer Becken- und Vaginaluntersuchung kann ein Arzt ein abnormales Wachstum feststellen, indem er innerhalb weniger Minuten die Vulva, die Vagina, den Gebärmutterhals, die Eierstöcke, die Gebärmutter, das Rektum und das Becken untersucht. Es ist jedoch wichtig zu beachten, dass eine gynäkologische Untersuchung und ein Pap-Test zusammen einem Arzt nur dabei helfen, Gebärmutterhalskrebs zu vermuten, und dass es sich nicht um endgültige diagnostische Tests für jede Person handelt.